BEI GRIN MACHT SICH IHR WISSEN BEZAHLT

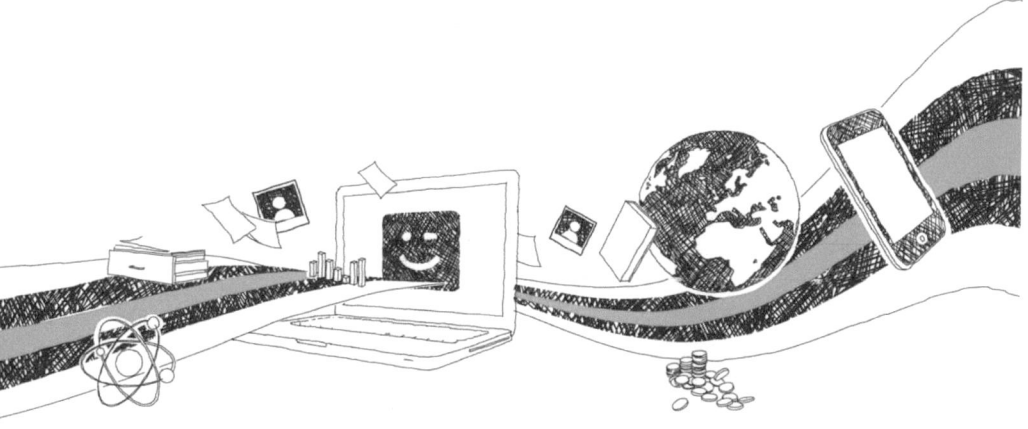

- Wir veröffentlichen Ihre Hausarbeit, Bachelor- und Masterarbeit

- Ihr eigenes eBook und Buch - weltweit in allen wichtigen Shops

- Verdienen Sie an jedem Verkauf

Jetzt bei www.GRIN.com hochladen und kostenlos publizieren

Bibliografische Information der Deutschen Nationalbibliothek:

Die Deutsche Bibliothek verzeichnet diese Publikation in der Deutschen Nationalbibliografie; detaillierte bibliografische Daten sind im Internet über http://dnb.d-nb.de/ abrufbar.

Dieses Werk sowie alle darin enthaltenen einzelnen Beiträge und Abbildungen sind urheberrechtlich geschützt. Jede Verwertung, die nicht ausdrücklich vom Urheberrechtsschutz zugelassen ist, bedarf der vorherigen Zustimmung des Verlages. Das gilt insbesondere für Vervielfältigungen, Bearbeitungen, Übersetzungen, Mikroverfilmungen, Auswertungen durch Datenbanken und für die Einspeicherung und Verarbeitung in elektronische Systeme. Alle Rechte, auch die des auszugsweisen Nachdrucks, der fotomechanischen Wiedergabe (einschließlich Mikrokopie) sowie der Auswertung durch Datenbanken oder ähnliche Einrichtungen, vorbehalten.

Impressum:

Copyright © 2016 GRIN Verlag, Open Publishing GmbH
Druck und Bindung: Books on Demand GmbH, Norderstedt Germany
ISBN: 9783668209367

Dieses Buch bei GRIN:

http://www.grin.com/de/e-book/320933/aspekte-des-problemorientierten-lernens-pol-in-der-pflege

Fabian Renger, Attila Czirfusz

Aspekte des problemorientierten Lernens (POL) in der Pflege

GRIN Verlag

GRIN - Your knowledge has value

Der GRIN Verlag publiziert seit 1998 wissenschaftliche Arbeiten von Studenten, Hochschullehrern und anderen Akademikern als eBook und gedrucktes Buch. Die Verlagswebsite www.grin.com ist die ideale Plattform zur Veröffentlichung von Hausarbeiten, Abschlussarbeiten, wissenschaftlichen Aufsätzen, Dissertationen und Fachbüchern.

Besuchen Sie uns im Internet:

http://www.grin.com/

http://www.facebook.com/grincom

http://www.twitter.com/grin_com

Aspekte des problemorientierten Lernens (POL) in der Pflege

Dr. Fabian Renger, Ph.D.[1]

Assoc. Prof. Attila Czirfusz, M.D., Ph.D.[1]

[1] St. Elisabeth-Universität Bratislava

2016

Inhalt

1 Pflege-Arbeit 3

2 Eigener Gegenstand und Potential nicht benannt 3

3 Fallarbeit 4

   3.1 Begriffsklärung 4

      3.1.1 Problemorientiertes Lernen in der Pflegeausbildung 4

      3.1.2 Problemorientiertes Lernen – neuer Wein in alten Schläuchen oder eher alter Wein in neuen Schläuchen? 4

   3.2 Ausbildungskonzepte 5

      3.2.1 Problemorientiertes Lernen – Transfer durch die Erweiterung von Situationsdeutungen ... 5

      3.2.2 Lehren als Drahtseilakt zwischen Instruktion und Konstruktion – Versuch einer Annäherung am Beispiel der Gestaltung eines POL-Unterrichts in der Gesundheits- und Krankenpflegeausbildung 5

      3.2.3 Reflexive Praxis mittels Fallarbeit als didaktische Methode 5

      3.2.4 Pflegetheorie, Lernfelder und Problemorientiertes Lernen – Entwicklung eines Curriculums für Altenpflege in Ägypten 5

      3.2.5 Der Lernbereich Training & Transfer 5

      3.2.6 Entwicklung einer Modellschule mit Skillslabs als drittem Lernort und einem Problem-based Learning Curriculum 6

   3.3 Strukturierte Informationssammlung (SIS) 6

   3.4 Pragmatik 6

Fazit 8

Literatur 9

1 Pflege-Arbeit

Ströbel und Weidner beschreiben die Pflegebedürftigkeit als ein multidimensionales und vielschichtiges Phänomen. Es kann weder auf eine Ursache reduziert werden noch sind Auswirkungen von Einschränkungen und Entwicklungen vergleichbar. Der Pflege bedürftig zu sein, ist Teil menschlichen Lebens. Sorgende Zuwendung und Unterstützung anzunehmen und zu geben, ist die Basis jeder menschlichen Gemeinschaft.[1]

So pflegen Eltern ihre Kinder, Kinder oder Schwiegerkinder ihre Eltern, und selbstverständlich werden auch kranke und behinderte Menschen gepflegt.

Ströbel und Weidner merken an, dass ein allgemeines Verständnis von Pflegebedürftigkeit, welches die Laienpflege prägt, für den beruflichen Kontext konkretisiert werden muss. Die Zuschreibungen und der Bedeutungsgehalt zum Begriff „Pflegebedürftigkeit" variieren jedoch je nach Zusammenhang und Disziplin.[2]

In Anlehnung an Ströbel und Weidner führen Beeinträchtigungen, die Hilfe erfordern und nicht selbst kompensiert werden können, zu Pflegebedürftigkeit. Neben der Heilung einer verursachenden Krankheit stehen im Mittelpunkt des Handelns die Gestaltung und die Bewältigung des Lebensalltages. Systematisierung, Klassifizierung und Standardisierung von Beeinträchtigungen sind innerhalb der Gesundheitswissenschaften unterschiedlich. Sie sind abhängig von der konzeptionellen Grundlage, auf die sich die Gesundheit bezieht.[3]

2 Eigener Gegenstand und Potential nicht benannt

Pflegewissenschaft besitzt ein spezifisches Handlungsfeld; sie ist eine Praxis- und Handlungswissenschaft. Praxis- und Handlungswissenschaften fragen nicht nur „Was ist wahr?", sondern auch „Was ist zu tun?". Damit beziehen sie sich auf ihren Gegenstand unter dem Gesichtspunkt der Veränderung.

Pflegewissenschaft prüft die Methoden und Theorien anderer Wissenschaften unter dem Gesichtspunkt ihrer Brauchbarkeit für die Pflege.

---

[1] Vgl. Pöschl, C., (2015), Selbstständigkeit und Gesundheitsressourcen von Pflegebeziehern im österreichischen Gesundheitswesen (Diss. St. Elisabeth-Universität Bratislava), S. 10, zit. nach: Ströbel, Weidner, (2003)
[2] Vgl. Pöschl, C., (2015), Selbstständigkeit und Gesundheitsressourcen von Pflegebeziehern im österreichischen Gesundheitswesen (Diss. St. Elisabeth-Universität Bratislava),, (2015), (Diss. St. Elisabeth-Universität Bratislava), S. 10, zit. nach: Ströbel, Weidner, (2003)
[3] Vgl. Pöschl, C., Selbstständigkeit und Gesundheitsressourcen von Pflegebeziehern im österreichischen Gesundheitswesen, (2015), (Diss. St. Elisabeth-Universität Bratislava), S. 10, zit. nach: Ströbel, Weidner, (2003)

Pflegewissenschaft erfasst, strukturiert und evaluiert pflegerisches Erfahrungswissen und generiert neues Wissen. Pflegeforschung entwickelt die wissenschaftliche Disziplin Pflege weiter und stellt Wissen bereit, das die Pflegepraxis unterstützt und verbessert.[4]

3 Fallarbeit

Die Vorgehensweise ist so organisiert, dass sich die Lernenden das zum Verständnis oder zur Lösung des Falles notwendige Wissen anhand von Fällen, die komplexe pflegeberufliche Problemsituationen beinhalten, selbstgesteuert erarbeiten. Dies geschieht anhand einer vorgegebenen methodischen Struktur („Siebenschritt"). Der „situierte" Erwerb von Wissen, also die Verknüpfung des zu erwerbenden Wissens mit Situationen aus der Berufswirklichkeit, soll den Transfer theoretischen Wissens in die Praxis befördern.

Es gibt widersprüchliche Auffassungen über Vor- und Nachteile von Frontalunterricht bzw. problem-orientiertem Lernen.

3.1 Begriffsklärung

3.1.1 Problemorientiertes Lernen in der Pflegeausbildung

„Es muss ja nicht alles ‚problem-based' sein". So lauten in der Schweiz häufig die Argumente, wenn es um die Realisierung von problemorientiertem Lernen in der Pflegeausbildung geht. Vorweg: es muss nicht, aber es kann, und zwar kann alles Lernen von Fragen bzw. „Problemen" ausgehen.

3.1.2 Problemorientiertes Lernen – neuer Wein in alten Schläuchen oder eher alter Wein in neuen Schläuchen?

Das problemorientierte Lernen ist nicht neu. Neu ist die Gestaltung des Lernumfelds. Lernen, das auf konkreten Problemen bzw. Berufssituationen statt auf Unterrichtsfächern basiert, führt zu Wissen, das im beruflichen Alltag auch angewendet werden kann. Wissen, das selbstständig erarbeitet statt von Lehrenden präsentiert wird, bleibt als Erkenntnis gespeichert. Erkenntnis ist handlungswirksam, wenn sie mit dem eigenen Wissen, den eigenen Erfahrungen und Theorien genügend verknüpft und verdichtet wurde.

---

[4] Vgl. Reinhart, M., (2015), Von der (Pflege)Wissenschaft zum (Pflege) Handeln – Wissenstransfer als betriebliche Aufgabe- Pflegeforschung trifft Pflegepraxis – Weiß die Forschung, was zur Pflege passt?, Friedensau

3.2 Ausbildungskonzepte

3.2.1 Problemorientiertes Lernen – Transfer durch die Erweiterung von Situationsdeutungen

POL ist nicht gleich POL. Vielmehr lassen sich unterschiedliche Ausrichtungen unterscheiden, die jeweils spezifische Ausbildungsziele verfolgen. Hier wird ein POL-Ansatz vorgestellt und begründet, mit dem insbesondere der Erwerb von Deutungswissen und die Förderung hermeneutischen Fallverstehens angeregt werden soll.

3.2.2 Lehren als Drahtseilakt zwischen Instruktion und Konstruktion – Versuch einer Annäherung am Beispiel der Gestaltung eines POL-Unterrichts in der Gesundheits- und Krankenpflegeausbildung

Dieser Beitrag befasst sich mit der Frage, wie Problemorientiertes Lernen (POL) gestaltet werden kann, um einerseits den unterschiedlichen Lernvoraussetzungen der Auszubildenden, andererseits der Forderung nach selbstgesteuertem Lernen sowie die Entstehung von trägem Wissen zu verhindern.

3.2.3 Reflexive Praxis mittels Fallarbeit als didaktische Methode

Die Ausbildung zur Diplomierten Gesundheits- und Krankenpflegeperson erfolgt in Österreich in zwei Teilen. Der theoretische Teil wird von LehrerInnen in den Schulen für Gesundheits- und Krankenpflege abgedeckt, die praktische Ausbildung erfolgt durch PflegeexpertInnen. Es soll der Frage nachgegangen werden, ob die vom Gesetz (GuK-AV, 1999) vorgegebenen 50 Stunden Angeleitetes Praktikum für Praxisreflexion mittels didaktischer Methoden, wie z. B. Fallarbeit mit POL (Problemorientiertes Lernen) und Problemorientierter Handlungsinstruktion, verwendet werden können.

3.2.4 Pflegetheorie, Lernfelder und Problemorientiertes Lernen – Entwicklung eines Curriculums für Altenpflege in Ägypten

Handlungsorientierung ist ein international anerkanntes Prinzip für die Ausbildung in Gesundheitsfachberufen. Im Bereich der Pflegeausbildung wird zudem die Orientierung an einer Pflegetheorie als Rahmen für die curriculare Gestaltung gefordert. Am Beispiel einer Altenpflegeausbildung in Kairo wurde die Verbindung beider Prinzipien erprobt. Das Ergebnis bestand in einem problemorientierten Curriculum, dessen Lernfelder in Anlehnung an die menschlichen Grundbedürfnisse gegliedert sind.

3.2.5 Der Lernbereich Training & Transfer

Aus der Schul- und Praxisperspektive wird der Lernbereich Training & Transfer (3. Lernort nachfolgend LTT genannt) beschrieben. Dabei werden didaktische Konzeptionen und

Anforderungen an Institution und Lehrpersonen vorgestellt. Ebenso die daraus resultierenden Gewinne für Patienten, Studierende und die Institutionen.

3.2.6 Entwicklung einer Modellschule mit Skillslabs als drittem Lernort und einem Problem-based Learning Curriculum

Der Beitrag möchte das Entwicklungsprojekt für eine Modellschule in der Grundausbildung Pflege mit Skillslabs als drittem Lernort und einem Problem-based Learning Curriculum in der Schweiz darstellen.[5]

3.3 Strukturierte Informationssammlung (SIS)

Welche Empfehlungen gibt das Projektbüro zur Frage der Anwendung, Anpassung und Häufigkeit der Aktualisierung einer Strukturierten Informationssammlung (SIS)? (Stand: Dezember 2015)

Im Rahmen der Implementierung des Strukturmodells treten immer wieder Fragen zur Anwendung, Anpassung und Häufigkeit der Aktualisierung einer SIS auf. Die Fragen beziehen sich sowohl auf die vollständige Neuerstellung als auch auf die Ergänzung von Informationen in einzelnen Themenfeldern. Hierbei ist es entscheidend, ob die Anwendung der SIS im Rahmen der Neuaufnahme erfolgt oder ob aktuelle Erkenntnisse im Verlauf der Versorgung eine Überprüfung der SIS erfordern.

Im Folgenden wird auf diese beiden Aspekte unter Einschluss der aktuellen redaktionellen Anpassung des Feldes A in der SIS (ambulant/stationär) eingegangen. Die Aussagen in den Informations- und Schulungsunterlagen sowie in der Handlungsanleitung zum Umgang mit der SIS haben unabhängig davon weiterhin Bestand.[6]

3.4 Pragmatik

Dazu einige Beispiele:

Beispiel 1: Während der morgendlichen Körperpflege wird ein Pflegebedürftiger wegen seiner Hautkrankheit mit einer dermatologischen Salbe eingerieben. Diese Maßnahme wirkt sich bei den Pflegeminuten verlängernd aus, d. h. diese Zeit muss individuell berücksichtigt werden.

---

[5] Vgl. O.V:, (2015), URL: http://www.pflege-wissenschaft.info/1302-problem-based-learning
[6] Vgl. O.V. (2014), URL: http://www.patientenbeauftragter.de/2-uncategorised/122-haeufige-fragen-zum-neuen-strukturmodell-3

Erfolgt eine zusätzliche Maßnahme aber außerhalb der Pflegezeiten, so wird dies nicht in Betracht gezogen, weil dies mit keinem gesetzlichen Hilfebedarf in Verbindung steht.[7]

Beispiel 2: Wird ein Pflegebedürftiger während der Nahrungsaufnahme über PEG (Perkutane endoskopische Gastrostomie) oder während der Körperpflege oder während des Umlagerns abgesaugt, so wirkt sich diese spezifische Pflegemaßnahme verlängernd, d. h. erschwerend auf die Grundpflege aus. Wird während einer pflegerischen Maßnahme abgesaugt, muss die dafür aufgewendete Zeit individuell bemessen werden.[8]

Beispiel 3: Das Anziehen von Kompressionsstrümpfen wirkt sich verlängernd auf das Ankleiden aus. Die Pflegezeit soll auch hier individuell bemessen werden.[9]

Beispiel 4: Wird die Körperpflege unterbrochen, weil beim Pflegebedürftigen ein Verbandwechsel durchzuführen ist, so wirkt sich diese krankheitsspezifische Pflegemaßnahme verlängernd/erschwerend auf das Waschen aus. Die Zeit soll individuell berücksichtigt werden.[10]

Die krankheits-/therapiebezogenen Anforderungen und Belastungen bei der Pflege sind als Erschwernisfaktoren bei der Begutachtung anzurechnen. Die individuelle Zeit, die erforderlich ist, um die spezielle Pflege durchzuführen, wird zur Grundpflege hinzugerechnet. Das heißt: Bei der Einstufung muss die Zeit für die notwendige krankheitsbezogene Pflegemaßnahme nur dann berechnet werden, wenn sie länger als 6 Monate andauert.[11]

Die deutsche Begutachtungsrichtlinie hat an einigen Stellen die krankheits-/therapiebedingten Anforderungen beispielhaft aufgelistet.

Das bedeutet: Was auch immer an krankheits-/therapiebedingten Maßnahmen und Ressourcen während des Waschens, Anziehens, Ausscheidens, Essens, Trinkens etc. hinzukommt, wird mitberechnet, wenn die gesetzlichen Kriterien zutreffen. Die österreichische Gutachterfibel der PVA verzichtet hingegen auf eine ressourcenorientierte Auflistung.[12]

---

[7] Vgl. Pöschl, C., Selbstständigkeit und Gesundheitsressourcen von Pflegebeziehern im österreichischen Gesundheitswesen, (2015), (Diss. St. Elisabeth-Universität Bratislava), S. 22
[8] Vgl. Pöschl, C., Selbstständigkeit und Gesundheitsressourcen von Pflegebeziehern im österreichischen Gesundheitswesen, (2015), (Diss. St. Elisabeth-Universität Bratislava), S. 22
[9] Vgl. Pöschl, C., Selbstständigkeit und Gesundheitsressourcen von Pflegebeziehern im österreichischen Gesundheitswesen, (2015), (Diss. St. Elisabeth-Universität Bratislava),S. 22
[10] Vgl. Pöschl, C., Selbstständigkeit und Gesundheitsressourcen von Pflegebeziehern im österreichischen Gesundheitswesen, (2015), (Diss. St. Elisabeth-Universität Bratislava), S. 22
[11] Vgl. Pöschl, C., Selbstständigkeit und Gesundheitsressourcen von Pflegebeziehern im österreichischen Gesundheitswesen, (2015), (Diss. St. Elisabeth-Universität Bratislava), S. 22

Fazit

Die Pragmatik bestimmt das wissenschaftliche Vorgehen. Bei der inhaltlichen Bestimmung der Pflegearbeit spielt der Wertebezug eine große Rolle. Von großer Wichtigkeit ist auch die Ethik. Durch sie werden normativ wirksame Denkzusammenhänge ausgelöst.

Wertvorstellungen und Normen sind für das Pflegepersonal unersetzlich, wenn es zu kulturellen Verbindlichkeiten kommt. Dabei werden Wertvorstellungen vermittelt. Die Pflegearbeit hat einen ethischen Wesensbezug. Sie gilt als Bekenntnis zum Menschen.

Literatur

O.V. (2014), URL: http://www.patientenbeauftragter.de/2-uncategorised/122-haeufige-fragen-zum-neuen-strukturmodell-3

O.V:, (2015), URL: http://www.pflege-wissenschaft.info/1302-problem-based-learning

Pöschl, C., Selbstständigkeit und Gesundheitsressourcen von Pflegebeziehern im österreichischen Gesundheitswesen, (2015), (Diss. St. Elisabeth-Universität Bratislava)

Ströbel, A., Weidner, F., (2003), Ansätze zur Pflegeprävention. Hannover: Schlütersche VerlagsgesellschaftmbH & Co. KG, 2003. 9-11s.

Reinhart, M., (2015), Von der (Pflege)Wissenschaft zum (Pflege) Handeln – Wissenstr4ansfer als betriebliche Aufgabe- Pflegeforschung trifft Pflegepraxis – Weiß die Forschung, was zur Pflege passt?, Friedensau

BEI GRIN MACHT SICH IHR WISSEN BEZAHLT

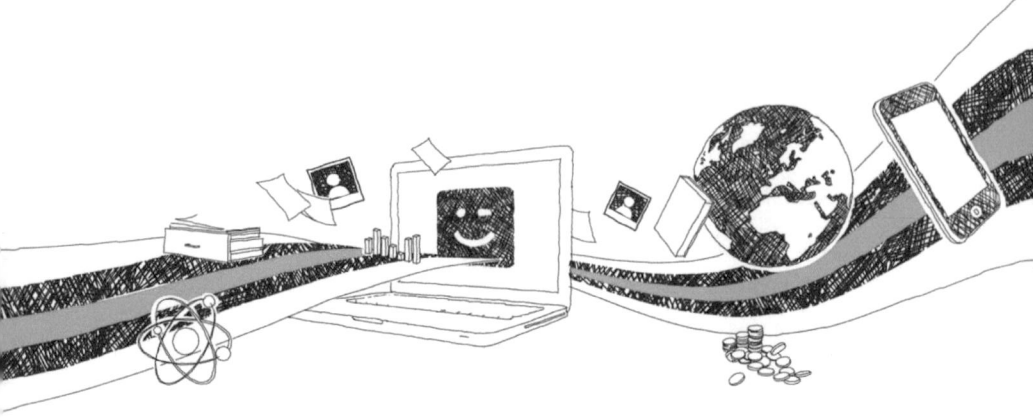

- Wir veröffentlichen Ihre Hausarbeit, Bachelor- und Masterarbeit

- Ihr eigenes eBook und Buch - weltweit in allen wichtigen Shops

- Verdienen Sie an jedem Verkauf

Jetzt bei www.GRIN.com hochladen und kostenlos publizieren

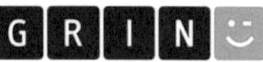